Rohit A. K. Yadav

Estudo de docking molecular de fármacos antimaláricos

Rohit A. K. Yadav

Estudo de docking molecular de fármacos antimaláricos

Imprint

Any brand names and product names mentioned in this book are subject to trademark, brand or patent protection and are trademarks or registered trademarks of their respective holders. The use of brand names, product names, common names, trade names, product descriptions etc. even without a particular marking in this work is in no way to be construed to mean that such names may be regarded as unrestricted in respect of trademark and brand protection legislation and could thus be used by anyone.

Cover image: www.ingimage.com

This book is a translation from the original published under ISBN 978-3-659-82210-0.

Publisher:
Sciencia Scripts
is a trademark of
Dodo Books Indian Ocean Ltd. and OmniScriptum S.R.L publishing group

120 High Road, East Finchley, London, N2 9ED, United Kingdom
Str. Armeneasca 28/1, office 1, Chisinau MD-2012, Republic of Moldova, Europe
Managing Directors: Ieva Konstantinova, Victoria Ursu
info@omniscriptum.com

Printed at: see last page
ISBN: 978-620-8-38149-3

ÍNDICE DE CONTEÚDOS

Resumo

A malária é uma das doenças parasitárias mais prevalentes nas regiões tropicais do mundo, causando cerca de 300-500 milhões de casos clínicos e 1,5-3 milhões de mortes por ano. O aparecimento de parasitas *P. falciparum* resistentes aos medicamentos é um dos principais factores responsáveis pela atual ocorrência generalizada de malária, que comprometeu a utilização clínica dos medicamentos antimaláricos disponíveis, como a cloroquina, o cicloguanil e a pirimetamina. A enzima dihidrofolato redutase (DHFR) é responsável pela replicação do parasita no interior do corpo humano. Os medicamentos antimaláricos actuam através da inibição da enzima DHFR. Em certas regiões, verificou-se que o parasita desenvolveu resistência a certos medicamentos anti-maláricos. A resistência encontrada deveu-se a mutações pontuais presentes na sequência do gene pfdhfr, que é responsável pela produção da enzima DHFR. Foi efectuada uma abordagem *in silico* utilizando a acoplagem do local recetor da enzima DHFR com os medicamentos antimaláricos disponíveis para prever um medicamento potente. Foi efectuado um estudo de acoplamento molecular em 28 compostos pertencentes a análogos de 2,4- diaminoquinazolina e 2,4-diaminopteridina utilizando o programa de acoplamento hexadecimal e as estruturas cristalográficas de raios X da enzima DHFR *de P. falciparum com* mutação quádrupla (1J3K:pdb), mutação dupla (1J3J:pdb) e tipo selvagem (1J3I:pdb). A conformação experimental do ligando WR99210 foi reproduzida com exatidão pelos procedimentos de acoplamento, como demonstrado pelos baixos (<2,0 A) desvios da raiz quadrada média. Os resultados indicaram que a maioria dos compostos se ligam aos locais activos da enzima DHFR *de P. falciparum* de tipo selvagem e de mutante quádruplo.

Palavras-chave: Malária, Dihidrofolato redutase, Docking

1. Introdução

A malária continua a ser uma doença infecciosa importante, com uma estimativa global de 200500 milhões de casos por ano e uma mortalidade anual de cerca de 1,2 milhões. A utilidade de antimaláricos como a cloroquina e a pirimetamina (PYR) está atualmente muito reduzida devido ao aparecimento de estirpes *de Plasmodium* resistentes a estes medicamentos. O parasita da malária depende tanto dos seres humanos como dos mosquitos para levar a cabo o seu ciclo de vida mortal. Estes parasitas são transmitidos de uma pessoa para outra pela fêmea do mosquito anopheles [1]. *O Plasmodium* desenvolve-se no intestino do mosquito e é transmitido na saliva de um inseto infetado sempre que este toma uma nova refeição de sangue. Quando um mosquito infetado pica um ser humano, o parasita passa rapidamente para o fígado no espaço de 30 minutos. Aí, o parasita começa a reproduzir-se rapidamente no fígado. Em seguida, os parasitas entram nos glóbulos vermelhos e reproduzem-se aí; depois de rebentarem, os parasitas libertam-se e espalham-se no sangue do hospedeiro. É injetado por outro mosquito e o ciclo de vida continua .[2]

A malária é complexa, mas é uma doença curável e evitável. É possível salvar vidas se a doença for detectada precocemente e tratada adequadamente. A malária é diagnosticada pelos sintomas clínicos e pelo exame microscópico do sangue. Normalmente, pode ser curada com medicamentos antimaláricos. Os sintomas, febre, arrepios, dores nas articulações e dores de cabeça, desaparecem rapidamente quando o parasita é morto. No entanto, em certas regiões, os parasitas desenvolveram resistência a certos medicamentos antimaláricos, nomeadamente à cloroquina. Os doentes destas zonas têm de ser tratados com outros medicamentos mais caros. Os casos de doença grave, incluindo a malária cerebral, requerem cuidados hospitalares. Desde a primeira documentação da resistência *do P. falciparum* à cloroquina na década de 1950, surgiram estirpes resistentes em toda a África, Ásia e América do Sul. A eficácia da cloroquina contra o *P. falciparum* tem vindo a diminuir à medida que as estirpes resistentes do parasita evoluíram[19-26] . Existem quatro espécies principais do parasita da malária, das quais *o P. falciparum* causa a forma mais virulenta de malária e é responsável por mais de 95% da morbilidade e mortalidade relacionadas com a malária. Desde a descoberta do produto natural quinina, as modificações estruturais do seu farmacóforo de quinolona levaram ao desenvolvimento dos agentes antimaláricos mais eficazes, nomeadamente a cloroquina (CQ), a mefloquina, a amodiaquina (AQ) e a pirimetamina-sulfadoxina (fansidar), que constituiu outra das melhores opções terapêuticas depois da CQ, mas que se tornou ineficaz na maioria das regiões endémicas da malária devido à propagação da resistência. Atualmente, o endoperóxido natural artemisinina e os seus derivados semi-sintéticos (atremeter, arteeter e artesunato) são os antipalúdicos mais potentes e de ação rápida, eficazes contra as estirpes resistentes de *P. falciparum*. Tendo em conta o perigo prevalecente de resistência, a terapia combinada foi introduzida como uma medida para salvaguardar os poucos medicamentos antimaláricos disponíveis. A OMS recomendou a utilização de arteminsina e do seu análogo em combinação com antimaláricos de 4-aminoquinolina, como a lumefantrina e a mefloquina. Para acompanhar a evolução contínua dos parasitas resistentes, existe o desafio e a urgência de desenvolver antimaláricos eficazes e económicos com baixo potencial de indução de resistência [19-23].

A dihidrofolato redutase (DHFR) é um dos alvos bem definidos e explorados com sucesso na quimioterapia da malária. A enzima DHFR é responsável pela replicação do parasita no interior do corpo humano. Estes medicamentos antimaláricos actuam através da inibição da enzima DHFR. A pirimetamina e o cicloguanil, os dois importantes fármacos terapêuticos habitualmente utilizados na profilaxia e no tratamento da malária, têm como alvo a DHFR. No entanto, nos últimos anos, a rápida disseminação de *P. falciparum* resistente aos antifolatos comprometeu seriamente a utilidade clínica destes fármacos e, consequentemente, tornou necessária a procura de novos antimaláricos antifolatos potentes [37].

Os métodos de docagem molecular são amplamente utilizados pelas indústrias farmacêuticas e pelos institutos académicos para estudar as interações entre fármacos e alvos, a fim de compreender as caraterísticas electrónicas e estéricas básicas necessárias para a ação terapêutica e conceber novos candidatos a fármacos com actividades melhoradas. A informação gerada pelos resíduos ácidos nas bolsas de ligação dos alvos é também utilizada para prever as afinidades de ligação correspondentes dos ligandos [35]. Como abordagem de conceção de medicamentos baseada na estrutura, estes métodos estão a ser utilizados na descoberta de inibidores da enzima pfDHFR que possuam as propriedades químicas necessárias para a complementaridade estérica e eletrostática entre o ligando e o local de ação da enzima-alvo. Toyoda *et al.* utilizaram estudos de acoplamento molecular para identificar potenciais agentes antimaláricos, como o 2-amino-1,4-dihidro-4,4,7,8-tetrametil-s-triazino(1,2a)benzimidazol e o piridoindole, a partir de compostos disponíveis no mercado[36] . Rastelli *et al.* também utilizaram esta abordagem para descobrir novas classes de inibidores da enzima pfDHFR que são estruturalmente diferentes dos antifolatos clássicos[37] . Dasgupta *et al.* efectuaram um rastreio *in silico* de elevado rendimento da base de dados com o consequente ensaio enzimático *in vitro* e estudos de cultura celular .[38]

Identificaram três novos análogos da biguanida que se revelaram activos contra as enzimas PfDHFR de tipo selvagem e de mutação quádrupla. Fogel *et al.* também utilizaram a mesma abordagem para estudar as interações de ligação dos análogos de 3 nos locais activos das enzimas PfDHFR de tipo selvagem e resistentes a múltiplos medicamentos[39] . A docagem molecular também ajuda na conceção orientada para o alvo e na síntese de compostos principais que podem ser desenvolvidos como inibidores das enzimas DHFR de diferentes espécies, incluindo estirpes de tipo selvagem e mutantes das enzimas PfDHFR .[40]

Recentemente, Ommeh *et al.* comunicaram as actividades antiplasmódicas da estirpe resistente aos medicamentos (V1/S) de *P. falciparum*[41] . Com base nas suas observações do teste de atividade *in vitro* de 7 em combinação com dapsona, sugeriram que estes compostos poderiam ligar-se competitivamente no local ativo da enzima DHFR de *P. falciparum* e atuar como inibidores da DHFR. No entanto, não foram efectuados estudos de docagem molecular por eles ou por outros grupos de investigação para fundamentar esta sugestão. Assim, estávamos interessados em estudar os modos de ligação destes compostos nas regiões de ligação da enzima DHFR do mutante quádruplo e do tipo selvagem *de Pf* (Fig. 4). A maioria dos compostos tem também cadeias laterais potencialmente flexíveis.

Isto levou-nos a realizar o presente estudo a fim de examinar as suas interações e orientações de ligação nos locais activos das enzimas acima mencionadas. Assim, os modos de ligação (orientações), as pontuações e as suas interações com resíduos de aminoácidos chave serão utilizados para a discussão.

2. Revisão da literatura

2.1 Malária

A malária é causada por um parasita que é transmitido de um ser humano para outro através da picada de mosquitos *Anopheles* infectados. Após a infeção, os parasitas (chamados esporozoítos) viajam através da corrente sanguínea até ao fígado, onde amadurecem e libertam outra forma, os merozoítos. Os parasitas entram na corrente sanguínea e infectam os glóbulos vermelhos .[1]

Os parasitas multiplicam-se dentro dos glóbulos vermelhos, que depois se abrem dentro de 48 a 72 horas, infectando mais glóbulos vermelhos. Os primeiros sintomas surgem normalmente 10 dias a 4 semanas após a infeção, embora possam aparecer logo após 8 dias ou até um ano após a infeção. Os sintomas ocorrem em ciclos de 48 a 72 horas[3] . Em algumas zonas do mundo, os mosquitos que transportam a malária desenvolveram resistência aos insecticidas. Além disso, os parasitas desenvolveram resistência a alguns antibióticos[2] . Estas condições dificultaram o controlo da taxa de infeção e da propagação desta doença.

Existem quatro tipos de parasitas comuns da malária. Um outro tipo, a malária falciparum, afecta mais glóbulos vermelhos do que os outros tipos e é muito mais grave. Pode ser fatal poucas horas após os primeiros sintomas .[4]

2.2 Espécies causadoras da malária

Quatro espécies de *Plasmodium* podem produzir a doença nas suas várias formas

- *P. falciparum*

- *Plasmodium vivax*

- *Plasmodium ovale*

- *Plasmodium malaria*

- *Plasmodium knowlesi*

Mas *o P. falciparum* é o mais difundido e perigoso dos quatro: se não for tratado, pode levar a uma malária cerebral fatal.

2.3 Ciclo de vida da malária

1. Uma fêmea de mosquito anopheles portadora de parasitas causadores de malária alimenta-se de um ser humano e injecta os parasitas sob a forma de esporozoítos na corrente sanguínea. Os esporozoítos deslocam-se para

    o fígado e invadem as células hepáticas [5].

2. Ao longo de 5-16 dias*, os esporozoítos crescem, dividem-se e produzem dezenas de milhares de formas haplóides chamadas merozoítos, por célula hepática. Algumas espécies de parasitas da malária permanecem dormentes durante longos períodos no fígado, causando recaídas semanas ou meses mais tarde.

3. Os merozoitos saem das células do fígado e voltam a entrar na corrente sanguínea, iniciando um ciclo de invasão dos glóbulos vermelhos, replicação assexuada e libertação de merozoitos recém-formados dos glóbulos vermelhos repetidamente ao longo de 1-3 dias*. Esta multiplicação pode resultar em milhares de células infectadas com o parasita na corrente sanguínea do hospedeiro, provocando doenças e complicações da malária que podem durar meses se não forem tratadas.

4. Algumas das células sanguíneas infectadas com merozoítos abandonam o ciclo de multiplicação assexuada. Em vez de se replicarem, os merozoítos nestas células desenvolvem-se em formas sexuais do parasita, chamadas gametócitos masculinos e femininos que circulam na corrente sanguínea [2].

5. Quando um mosquito pica um ser humano infetado, ingere os gametócitos. No intestino do mosquito, as células sanguíneas humanas infectadas rebentam, libertando os gametócitos, que se desenvolvem em células sexuais maduras chamadas gâmetas. Os gâmetas masculinos e femininos fundem-se para formar zigotos diplóides, que se desenvolvem em oocinetos de movimento ativo que se enterram na parede do intestino médio do mosquito e formam oocistos.

6. O crescimento e a divisão de cada oocisto produzem milhares de formas haplóides activas chamadas esporozoítos. Após 8-15 dias*, o oocisto rebenta, libertando esporozoítos na cavidade corporal do mosquito, a partir da qual viajam e invadem as glândulas salivares do mosquito. O ciclo da infeção humana recomeça quando o mosquito toma uma refeição de sangue, injectando os esporozoítos das suas glândulas salivares na corrente sanguínea humana [5].

2.4 Epidemologia

A malária causa cerca de 250 milhões de casos de febre e aproximadamente um milhão de mortes por ano [3]. A grande maioria dos casos ocorre em crianças com menos de 5 anos de idade; as mulheres grávidas são também especialmente vulneráveis. Apesar dos esforços para reduzir a transmissão e aumentar o tratamento, houve poucas alterações nas zonas de risco desta doença desde 1992. De facto, se a prevalência do paludismo se mantiver na sua atual tendência ascendente, a taxa de mortalidade poderá duplicar nos próximos vinte anos [2].

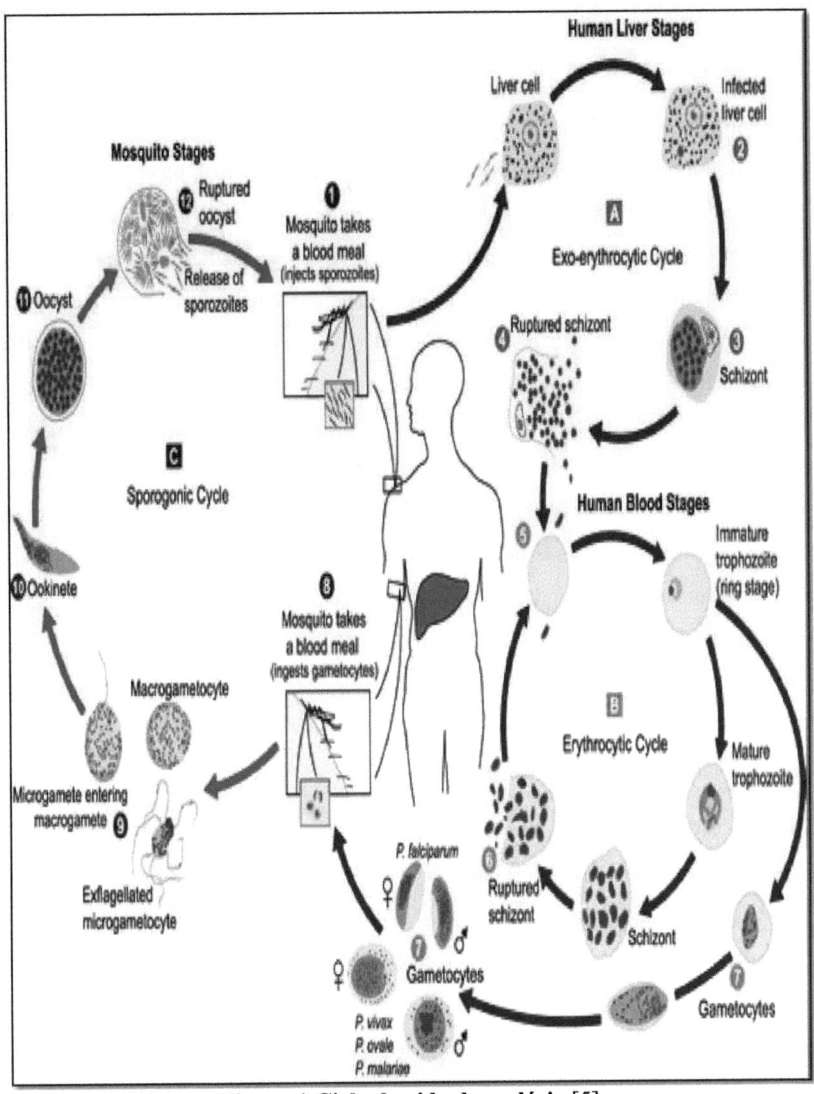

Figura 1 Ciclo de vida da malária [5]

Embora a co-infeção entre o VIH e a malária provoque um aumento da mortalidade, este problema é menor do que o da co-infeção entre o VIH e a tuberculose, devido ao facto de as duas doenças atacarem geralmente faixas etárias diferentes, sendo a malária mais comum nos jovens e a tuberculose ativa mais comum nos idosos. Embora a co-infeção VIH/malária produza sintomas menos graves do que a interação entre o VIH e a tuberculose, o VIH e a malária contribuem para a propagação um do outro. Este efeito resulta do facto de a malária aumentar a carga viral e de a infeção por VIH aumentar a suscetibilidade de uma pessoa à infeção por malária [5].

Atualmente, o paludismo é endémico numa vasta faixa à volta do equador, em zonas das Américas, em muitas partes da Ásia e em grande parte da África; no entanto, é na África subsariana que ocorrem 85 a 90% das mortes por paludismo. A distribuição geográfica do paludismo em grandes regiões é complexa, e as zonas afectadas e as zonas livres de paludismo encontram-se muitas vezes próximas umas das outras. Em zonas mais secas, os surtos de paludismo podem ser previstos com razoável exatidão através da cartografia da precipitação. O paludismo é mais frequente em zonas rurais do que em cidades; isto contrasta com a febre do dengue, em que as zonas urbanas apresentam maior risco. Por exemplo, as cidades do Vietname, Laos e Camboja estão essencialmente livres de paludismo, mas a doença está presente em muitas regiões rurais. Em contrapartida, em África, o paludismo está presente tanto em zonas rurais como urbanas, embora o risco seja menor nas grandes cidades. Os níveis endémicos globais de paludismo não são cartografados desde a década de 1960. No entanto, o Wellcome Trust, Reino Unido, financiou o Projeto Atlas da Malária para retificar esta situação, fornecendo um meio mais contemporâneo e sólido para avaliar o peso atual e futuro da doença.

2.5 Sintomas da malária

Os sintomas da malária incluem febre e doença semelhante à gripe, incluindo arrepios, dores de cabeça, dores musculares e cansaço. Podem também ocorrer náuseas, vómitos e diarreia. A malária pode causar anemia e iterícia (coloração amarela da pele e dos olhos) devido à perda de glóbulos vermelhos. Os sintomas aparecem geralmente entre 10 e 15 dias após a picada do mosquito. Se não for tratada, a malária pode rapidamente tornar-se fatal, ao afetar o fornecimento de sangue aos órgãos vitais. A infeção por um tipo de malária, *P. falciparum,* se não for tratada imediatamente, pode causar insuficiência renal, convulsões, confusão mental, coma e morte. Em muitas partes do mundo, os parasitas desenvolveram resistência a uma série de medicamentos contra a malária. [1]]

Para a maioria das pessoas, os sintomas começam 10 dias a 4 semanas após a infeção, embora uma pessoa possa sentir-se doente logo após 7 dias ou até 1 ano depois. Dois tipos de malária, *P. vivax* e *P. ovale,* podem voltar a ocorrer (malária recorrente). Nas infecções por *P. vivax* e *P. ovale*, alguns parasitas podem permanecer adormecidos no fígado durante vários meses até cerca de 4 anos depois de uma pessoa ser picada por um mosquito infetado. Quando estes parasitas saem da hibernação e começam a invadir os glóbulos vermelhos ("recaída"), a pessoa fica doente.

A infeção com parasitas da malária pode resultar numa grande variedade de sintomas, que vão desde a ausência de sintomas ou sintomas muito ligeiros até à doença grave e mesmo à morte. A doença da malária pode ser classificada como não complicada ou grave (complicada). Em geral, a malária é uma doença curável se for diagnosticada e tratada pronta e corretamente [1].

2.6   Drogas

Existem vários tipos diferentes de medicamentos para a malária que o profissional de saúde pode recomendar. Na maior parte das vezes, estes medicamentos podem ser tomados por via oral. Os doentes com malária grave causada *por P. falciparum*, ou que não podem tomar os medicamentos por via oral, podem receber o tratamento através de uma via intravenosa (IV) [3]. Nalguns países, alguns medicamentos antimaláricos encontram-se na forma de supositórios.

Os medicamentos específicos utilizados no tratamento da malária incluem [9]$^{-26}$

- Cloroquina

- Mefloquina (Lariam®)

- Atovaquona-proguanil (Malarone®)

- Sulfadoxina-pirimetamina (Fansidar®)

- Quinino

- Doxiciclina

- Derivados da artemisina (não autorizados para utilização nos Estados Unidos, mas frequentemente encontrados no estrangeiro).

Além disso, o medicamento primaquina pode ser usado para tratar as formas de parasitas da malária que podem ficar dormentes no fígado; pode ajudar a prevenir recaídas de malária que esses parasitas podem causar. As mulheres grávidas não devem tomar primaquina. Além disso, as pessoas com deficiência de G6PD (glucose-6-fosfato desidrogenase) não devem tomar o medicamento. Os doentes não devem tomar primaquina até que um teste de rastreio tenha excluído a deficiência de G6PD.

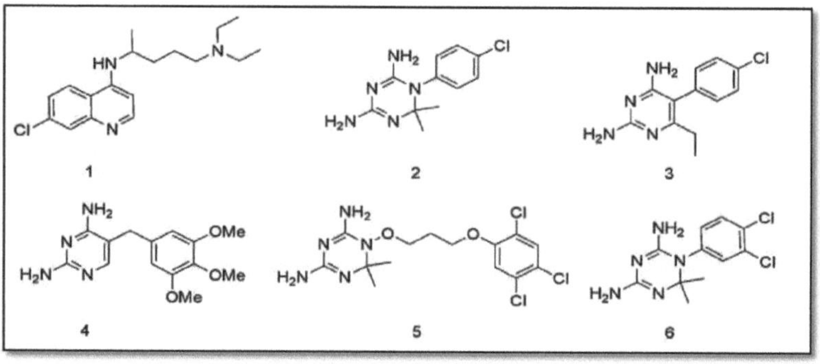

Figura 2. Estruturas dos medicamentos habitualmente utilizados para combater a resistência aos medicamentos contra a malária

Embora existam medicamentos disponíveis para o tratamento da infeção por malária desde há algumas décadas, tem-se observado resistência a estes medicamentos por parte das espécies de malária e, mais especificamente, por parte do *P. falciparum*. Verifica-se que estas resistências se devem a mutações pontuais presentes em determinados genes-alvo, como o *pfcrt e o pfdhfr*, sobre os quais os medicamentos actuam. [23]. As mutações são as seguintes:

2.7 Mutações

A resistência aos medicamentos é a capacidade das espécies de parasitas de sobreviverem e/ou se multiplicarem apesar da administração e absorção de um medicamento em doses iguais ou superiores às normalmente recomendadas, mas dentro do limite de tolerância. A resistência aos medicamentos é mais comum em *P. falciparum*. A resistência à cloroquina é a mais prevalente, embora também tenha sido registada resistência à maioria dos outros medicamentos antimaláricos [9,25].

As mutações pontuais observadas no gene *pfdhfr* são as seguintes

1) No local 51, a asparagina é substituída por isoleucina, ou seja, N51I
2) No sítio 59, a cisteína é substituída por arginina, ou seja, C59R
3) No local 108, a serina é substituída por asparagina, ou seja, S108N
4) No local 164, a isoleucina é substituída por asparagina, ou seja, I164N

O objetivo da via do folato é produzir cofactores de folato reduzidos para actuarem como dadores de grupos metilo necessários para a síntese de pares de bases de ADN e aminoácidos .[33,35]

Antagonistas do folato [27,32]

Liga-se reversivelmente à DHFR

> Inibe a formação de folatos reduzidos, o que resulta em

1. Síntese ineficaz de ácidos nucleicos e produção de ADN

2. Quebra de fios e mecanismo de reparação ineficaz

3. Em última análise, morte celular

4. Específico para a fase S do ciclo celular

Uma exposição mais longa ao metotrexato permite que mais células se repliquem e sejam expostas aos efeitos citotóxicos do metotrexato. Entra na célula através de transportadores de folato (processo facilitado) e difusão passiva em concentrações mais elevadas.

> A adição intracelular de resíduos de glutamilo forma o poliglutamato de metotrexato

Poliglutamatos

1. É mais provável que se formem com períodos mais longos de exposição à droga

2. Maior afinidade de ligação à DHFR

3. Aumenta a semi-vida intracelular do metotrexato

4. Ocorre mais rapidamente nas células malignas, conduzindo a níveis sustentados e a uma duração de ação prolongada .[33]

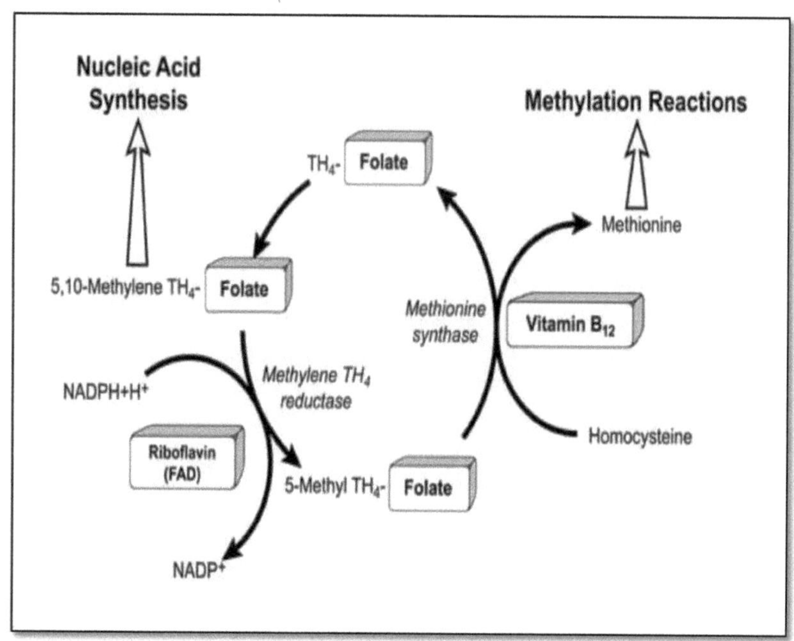

Figura 3. Via do folato [35]

3. Materiais e métodos

3.1 Materiais

3.1.1 Bases de dados

A estrutura cristalina da proteína pode ser obtida a partir do Protein Data Bank (PDB), que é um repositório de dados estruturais 3-D de grandes moléculas biológicas, como as proteínas e os ácidos nucleicos, e um recurso para o estudo das macromoléculas biológicas [24]. Os dados são normalmente obtidos por espetroscopia de RMN, que é o principal método para estudar as estruturas atómicas das proteínas flexíveis, ou por cristalografia de raios X, um excelente método para determinar as estruturas das proteínas rígidas que formam cristais ordenados. Uma das principais vantagens da espetroscopia de RMN é o facto de fornecer informações sobre as proteínas em solução, por oposição às que se encontram fechadas num cristal ou ligadas a uma grelha microscópica. Duas medidas importantes da exatidão de uma estrutura cristalográfica são a sua resolução, que mede a quantidade de detalhes que podem ser vistos nos dados experimentais, e o valor R, que mede o quão bem o modelo atómico é suportado pelos dados experimentais encontrados no ficheiro do fator de estrutura. O RCSB PDB faz a curadoria e a anotação dos dados do PDB de acordo com as normas acordadas. As estruturas proteicas são armazenadas na PDB em vários formatos, como restrições NMR (texto), ficheiro mmCIF, ficheiro PDB, ficheiro fasta, etc. A cada proteína é atribuída uma identificação específica de acesso à PDB, através da qual pode ser acedida.

Os utilizadores podem efetuar pesquisas simples e avançadas com base em anotações relacionadas com a sequência, a estrutura e a função. A pesquisa dos dados é feita por texto/PDB-ID/Nome químico/Identificação química. O RCSB fornece uma variedade de ferramentas e recursos. Fornece a representação gráfica da sequência e também citações, descrições moleculares, anotações e literatura. Fornece dados de anotação relacionados com as classificações SCOP, CATH, PFAM, informações sobre ligandos e grupos prostéticos. Também fornece um servidor de validação, ligações para informações sobre o genoma, dados SNP e dados geométricos sobre a estrutura, como o ângulo de ligação, o comprimento da ligação, os ângulos diedros e o gráfico de Ramachandran. São fornecidos dados experimentais sobre a cristalização, a difração e a resolução da estrutura. A PDB é um recurso fundamental em áreas da biologia estrutural, como a genómica estrutural. A maioria das principais revistas científicas e algumas agências de financiamento, como os NIH nos EUA, exigem atualmente que os cientistas enviem os seus dados estruturais para o PDB.

3.1.2   Ferramentas de visualização

3.1.2.1   SPDBV

O Swiss-Pdb viewer (Versão 4.01) é uma aplicação que oferece uma interface de fácil utilização que permite analisar várias proteínas ao mesmo tempo. Pode abrir ficheiros PDB/mmCIF/molSDF. As proteínas podem ser sobrepostas de forma a deduzir alinhamentos estruturais e comparar os seus sítios activos ou quaisquer outras partes relevantes. A energia de cada estrutura e o seu gráfico de Ramachandran também podem ser calculados. As mutações de aminoácidos, as ligações H, os ângulos e as distâncias entre átomos são fáceis de obter. O visualizador Swiss-Pdb também pode ler mapas de densidade eletrónica e fornece várias ferramentas para construir a densidade. Além disso, estão integradas várias ferramentas de modelação e podem ser gerados ficheiros de comando para pacotes populares de minimização de energia. Também pode realizar blastos contra Uniprot ou ExPDB e pode procurar padrões de prosite. Pode efetuar o ajuste mágico e o ajuste iterativo entre duas estruturas e calcular o seu RMSD. A modelagem de homologia pode ser realizada com base em um determinado modelo e gera uma estrutura modelada para a sequência alvo.

3.1.2.2   CHIMERA

O UCSF Chimera (Versão 1.4) é um programa altamente extensível para visualização e análise interactiva de estruturas moleculares e dados relacionados, incluindo mapas de densidade, montagens supramoleculares, alinhamentos de sequências, resultados de acoplamento, trajectórias e conjuntos conformacionais. Também podem ser geradas imagens e animações de alta qualidade. O Chimera está segmentado num núcleo que fornece serviços básicos e visualização e extensões que fornecem funcionalidades de nível superior. Algumas das extensões incluem o Multalign Viewer, para mostrar alinhamentos de sequências múltiplas e estruturas associadas; o View Dock, para selecionar orientações de ligandos acoplados; o Volume Viewer, para visualização e análise de dados volumétricos. O Chimera é desenvolvido pelo recurso para biocomputação, visualização e informática e financiado pelo NIH National Center for Research Resources. É apresentada uma discussão sobre a utilização do Chimera em situações do mundo real, juntamente com as direcções futuras previstas. O Chimera inclui documentação completa para o utilizador e é gratuito para utilizadores académicos e sem fins lucrativos.

3.1.3   Desenho de estrutura

3.1.3.1   ChemSketch

O ChemSketch é um programa de desenho de estruturas químicas desenvolvido pela ACD/Labs.

Entre outras caraterísticas, o ChemSketch tem a capacidade de:

- Desenhe e visualize estruturas em 2D ou renderize em 3D para visualizar de qualquer ângulo

- Desenhar reacções e esquemas de reação e calcular as quantidades de reagentes

- Gerar estruturas a partir de cadeias de caracteres InChi e SMILES

- Gerar nomes sistemáticos IUPAC para moléculas com um máximo de 50 átomos e 3 estruturas de anéis

- Prever logP para estruturas individuais

- Procura de estruturas no dicionário incorporado de mais de 165 000 nomes sistemáticos, triviais e comerciais

O ChemSketch utiliza muitos formatos de ficheiro padrão para a importação e exportação de desenhos. A lista completa de formatos de ficheiro disponíveis pode ser encontrada aqui, na ligação "formatos de ficheiro padrão". O programa permite ao utilizador desenhar estruturas químicas, incluindo orgânicas, organometálicas, polímeros e estruturas Markush.

3.1.4   Atracagem

3.1.4.1   HEX 6.1

O Hex é um programa interativo de gráficos moleculares para calcular e apresentar modos de acoplamento viáveis de pares de moléculas de proteínas e de ADN. O Hex também pode calcular a ligação proteína-ligante, assumindo que o ligante é rígido, e pode sobrepor pares de moléculas utilizando apenas o conhecimento das suas formas 3D.

Continua a ser o único programa de acoplamento e sobreposição que utiliza correlações esféricas polares de Fourier (SPF) e continua a ser um dos poucos programas de acoplamento que possui gráficos incorporados para visualizar os resultados.

3.1.4.2 SUITE DE SOFTWARE SCHRODINGER [48]

O pacote de software Schrodinger é um software de conceção de medicamentos que utiliza métodos baseados em ligandos e estruturas[48] . A Schrodinger fornece tecnologia computacional precisa, fiável e de elevado desempenho para resolver problemas do mundo real na investigação das ciências da vida. Fornece soluções e serviços de qualidade superior para a conceção, seleção e otimização de novos candidatos a medicamentos. Os modelos preditivos da Schrodinger permitirão aos cientistas da descoberta de medicamentos avaliar as propriedades dos compostos químicos no início do processo de descoberta e selecionar candidatos a medicamentos com perfis óptimos. O poder preditivo do software da Schrodinger permite aos cientistas acelerar as suas actividades de investigação e desenvolvimento, reduzir os custos de investigação e fazer novas descobertas que podem não ser possíveis com outras abordagens computacionais ou experimentais. O Maestro é a interface unificada para todos os produtos de software da Schrodinger .[48]

Por fim, como bónus especial, as cenas POV-Ray podem ser geradas a partir da vista atual para criar imagens de qualidade deslumbrante com traçado de raios.

3.1.4.3 iGEMDOCK

O programa oferece um ambiente gráfico fácil de usar, iGEMDOCK, para docking, triagem virtual e análise pós-triagem. Para análise pós-triagem, o iGEMDOCK pode enriquecer a taxa de acerto e fornecer informações biológicas derivando as interações farmacológicas dos compostos de triagem. As interações farmacológicas representam resíduos de interação conservados que formam frequentemente bolsas de ligação com propriedades físico-químicas específicas para desempenhar as funções essenciais da proteína alvo. O software é útil para compreender os mecanismos de ligação do ligando e descobrir compostos principais O iGEMDOCK é um ambiente VS integrado, desde a preparação até à análise pós-exame com interações farmacológicas. Em primeiro lugar, o iGEMDOCK fornece interfaces interactivas para preparar tanto o local de ligação da proteína alvo como o composto de rastreio. Cada composto da biblioteca é então encaixado no local de ligação usando a ferramenta de encaixe interna GEMDOCK. Posteriormente, o iGEMDOCK gera perfis de interação proteína-composto de interações electrostáticas (E), de ligações de hidrogénio (H) e de van der waals (V). Finalmente, o iGEMDOCK classifica e visualiza o composto de triagem combinando as interações farmacológicas e as funções de pontuação baseadas em energia do GEMDOCK.

3.1.5 Conjunto de dados de compostos

Neste estudo, foi utilizado um conjunto de dados de 28 compostos constituídos por 2,4-diaminoquinazolina, 2,4-diamino-5,6,7,8- tetrahidroquinazolina e análogos de 2,4-diaminopteridina. As actividades inibidoras do crescimento *in vitro* dos compostos contra a enzima *P/DHFR* resistente a múltiplos fármacos (estirpe V1/S) foram relatadas na literatura [41].

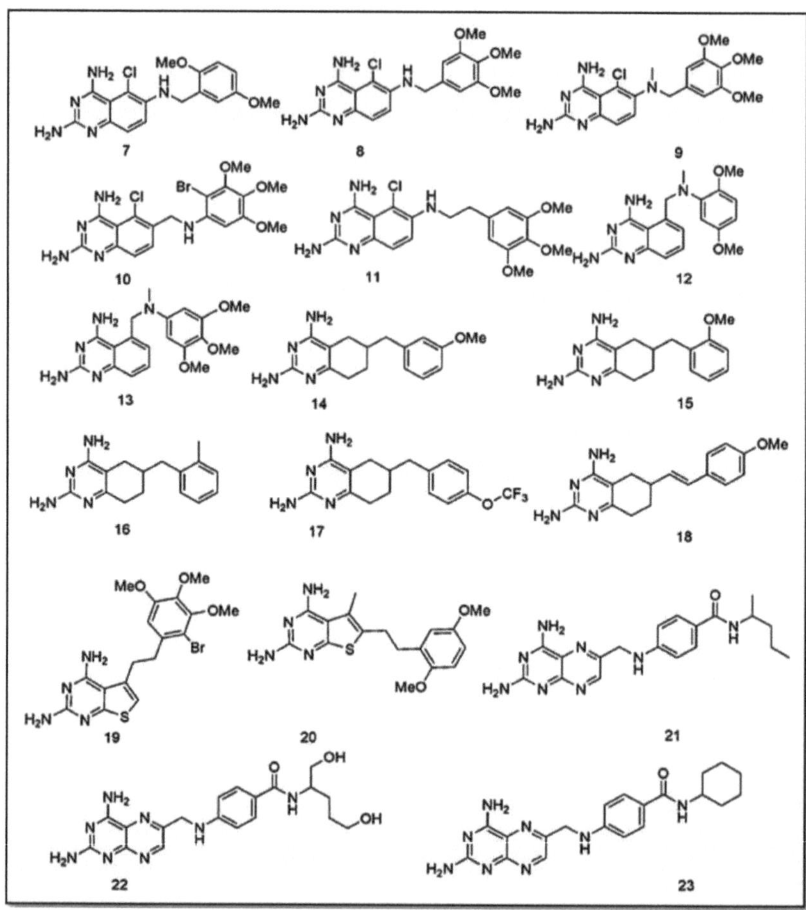

Figura 4(a). Estruturas químicas dos compostos (7-23) utilizados no estudo [41]

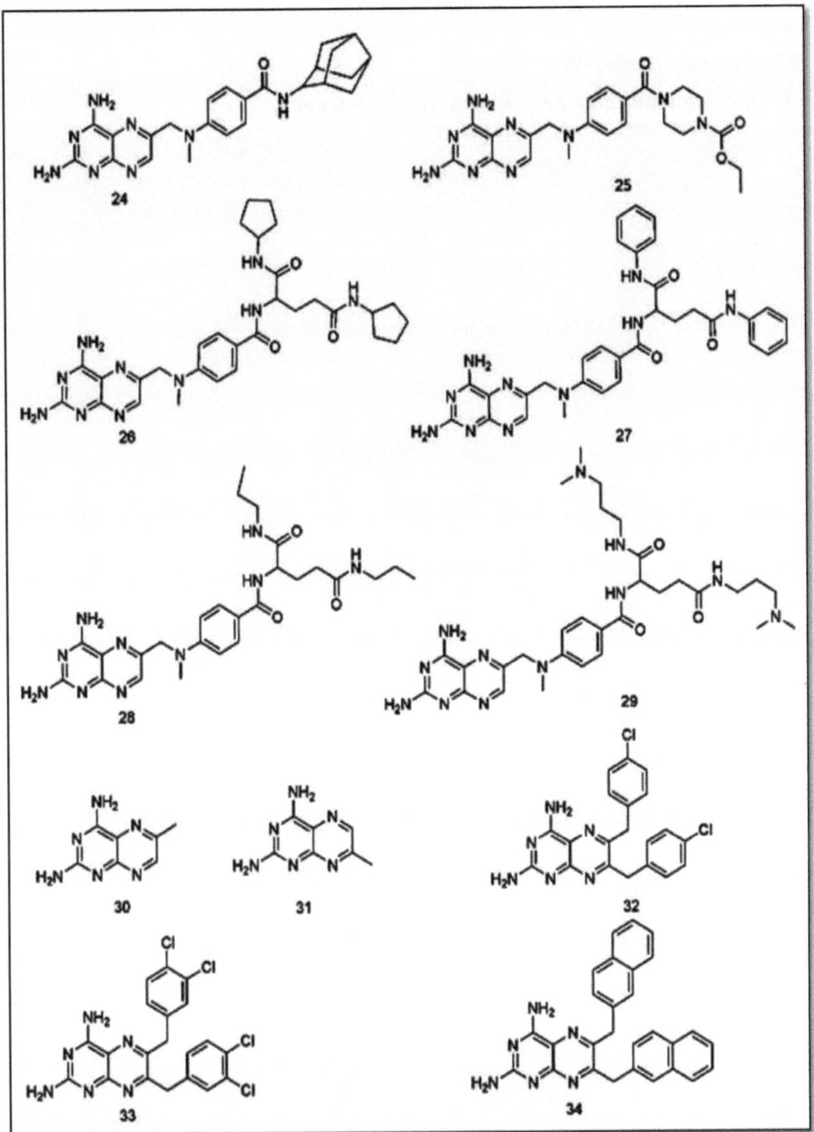

Figura 4(b). Estruturas químicas dos compostos (24-34) utilizados no estudo [41]

3.2 Método

3.2.1 Fluxograma de trabalho

Etapa 1: Docking molecular da proteína de tipo selvagem

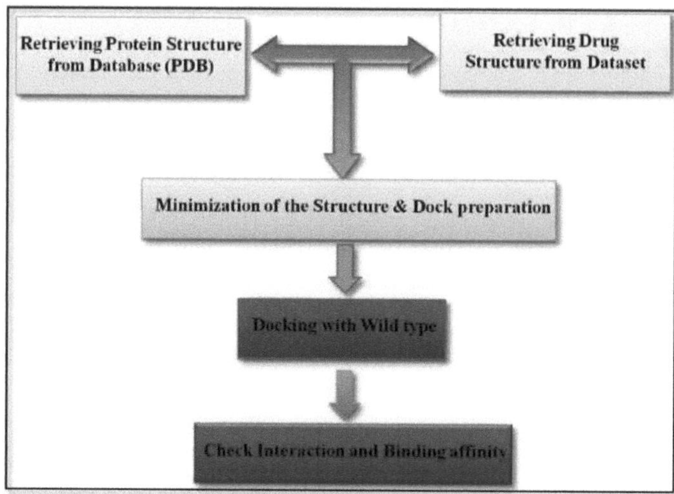

Figura 5. Diagrama do fluxo de trabalho para os estudos de docking dos análogos de fármacos com a enzima pfDHFR de tipo selvagem (PDB:1j3i).

Etapa 2: Docking molecular da proteína de tipo mutante

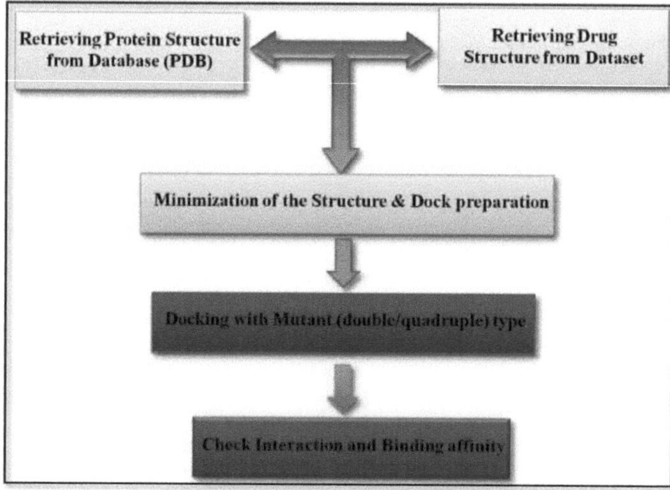

Figura 6. Diagrama de fluxo de trabalho para estudos de docking dos análogos de fármacos com tipos mutantes (mutante duplo e quádruplo) de enzimas pfDHFR (PDB:1j3j & 1j3k).

3.2.2 Preparação da estrutura proteica

1. As estruturas da proteína da enzima DHFR *de P. falciparum* (tipo selvagem, mutante duplo, mutante quádruplo) com ID PDB 1j3i, 1j3j e 1j3k foram descarregadas do RCSB PDB (banco de dados de proteínas) em formato .pdb [24].

2. Estas proteínas assim descarregadas foram submetidas aos seguintes programas informáticos.

A estrutura pdb descarregada foi aberta utilizando o Maestro Schrodinger, a estrutura foi dividida em componentes (isto é, ligandos ligados, água, hidrogénio e a estrutura da proteína livre de todos estes) [48].

Isto foi conseguido através dos seguintes passos, Abrir com aestro.Table..Entry..Split into Ligands, water, hydrogen, others....select the last entry (i.e. for e.g. 1j3k_others)...and then....Export...save...individual.... formato '.pdb'.

- Utilizando as ferramentas de preparação de dock do UCSF Chimera, foram especificados os seguintes parâmetros

- A minimização da estrutura foi efectuada através da especificação de cargas formais pelo método de carga de Gasteiger [47].

- Mudança de selenometiona para metionina (MSE para MET)

- Mutação de resíduos com cadeias laterais incompletas com ALA ou GLY.

- Se for um local alternativo, manter apenas a ocupação mais elevada.

- Adicionar carga, eliminar o solvente e adicionar hidrogénio por método estérico, a protonação de His.

- Utilizando o SPDV, o solvente foi removido da seguinte forma :

  Construir ..Remover hidrogénio (todos)

  Preferências ..Carregar proteína ...(desmarcar)mostrar solvente

  E ignorar o solvente (WAT/ SOL/ HOH). Guardar ..Layer ..'pdb'

3.2.4 Preparação da estrutura do ligando

- Os compostos utilizados no estudo foram construídos utilizando a versão gratuita do ACD /ChemSketch.

- A estrutura dos compostos foi guardada no formato .mol2.

- A minimização da estrutura do ligando foi efectuada utilizando a quimera com os seguintes parâmetros[47] A estrutura do ligando foi sujeita a 100 ciclos de minimização: Tools ..Structure editing ..minimization of structure ..Steps: 100. ...tamanho do passo: 0,02 ..intervalo de atualização: 10

* Preparação da doca: Especificar os encargos formais ..método de carga ..método Gasteiger

* Os compostos foram guardados em formato .pdb.

3.2.5 Protocolo de ancoragem

O software de docagem Hex 6.1 foi utilizado para os estudos de docagem molecular dos fármacos antimaláricos com as três enzimas pfdhfr (selvagem, mutante duplo, mutante quádruplo).

Foi seguido o seguinte protocolo

* O Recetor e o ligando foram carregados no software Hex.

* Utilizando as ferramentas, o ligando foi colocado mais perto do recetor.

* No painel de acoplamento, foram selecionadas as seguintes opções:

* Controlos.Docking.Correlação Tipo... Forma+ eletrostática

* Controlos. Acoplamento. Modo FFT. 3D Fast Lite

* Controlos. Acoplamento. Pós-processamento. Minimização de MM

* Controlos. Acoplamento. Dimensões da grelha . 0.6

* Controlos. Docagem. Soluções. 500

* Controlos. Acoplamento. Alcance do recetor. 45

* Controlos. Acoplamento. Recetor Tamanho do passo. 7.5

* Controlos. Ligação. Gama de ligandos. 45

* Controlos. Docagem. Tamanho do passo do ligando. 7.5

* Controlos. Atracagem. Alcance de torção. 360

* Controlos. Atracagem. Tamanho do passo de torção. 5.5

* Controlos. Atracagem. Alcance de distância. 40

* Controlos. Atracagem. Passo de varrimento. 0.75

* Controlos. Atracagem. Substeps. 2

- Controlos. Acoplamento. Varrimento estérico. 16

- Controlos. Atracagem. Pesquisa final. 25

- Os resultados gerados foram guardados como "ambos".

- Os resultados gerados foram analisados relativamente à energia de ligação.

- Utilizando o software Swisspdb viewer foram visualizadas as ligações de hidrogénio.

4. Observações e resultados

4.1 Mutante quádruplo (1J3K)

Drug Analogue	E_{total}	E_{max}	E_{min}
7	-315.3	-126.23	-267.17
8	-313.2	-149.95	-277.54
9	-326.3	-158.31	-306.07
10	-380.4	-194.64	-353.88
11	-290.4	-136.38	-276.71
12	-218.6	-98.54	-188.17
13	-210.8	-102.62	-197.07
14	-236.2	-110.12	-195.68
15	-238.5	-109.55	-212.71
16	-241.9	-106.48	-213.07
17	-416.6	-191.42	-379.90
18	-241.3	-103.82	-210.83
19	-271.3	-139.06	-257.62
20	-237.5	-114.94	-210.35
21	-238.2	-102.47	-238.17
22	-303.1	-126.07	-256.10
23	-276.6	-125.77	-229.97
24	-331.4	-138.85	-245.42
25	-399.3	-151.41	-299.02
26	-332.2	-103.83	-261.10
27	-342.4	-115.65	-299.33
28	-301.6	-99.81	-263.71
29	-403.1	-122.58	-315.38
30	-172.2	-84.19	-146.08
31	-200.7	-70.45	-135.97
32	-382.7	-170.98	-345.71
33	-497.4	-235.86	-474.67
34	-305.7	-130.89	-289.12

Tabela 1. Energias de ligação (E_{values}) dos análogos de fármacos quando acoplados à enzima pfDHFR do tipo mutante (mutante quadrapule) utilizando o software de acoplamento Hex 6.1.

4.2 Duplo mutante (1J3J)

Drug Analogue	E_{total}	E_{min}	E_{max}
7	-323.8	-265.58	-120.42
8	-296.0	-263.83	-141.55
9	-341.7	-312.48	-148.84
10	-351.9	-324.99	-183.92
11	-289.3	-266.92	-116.49
12	-240.3	-193.82	-92.47
13	-221.7	-191.67	-95.66
14	-215.9	-191.50	-105.70
15	-220.3	-188.00	-94.87
16	-218.6	-169.19	-92.59
17	-387.4	-333.66	-125.37
18	-266.4	-213.85	-88.70
19	-294.8	-226.77	-102.39
20	-225.4	-225.41	-106.75
21	-276.9	-211.15	-107.53
22	-268.8	-248.97	-121.63
23	-231.4	-231.43	-132.59
24	-307.5	-227.51	-132.79
25	-358.9	-278.40	-144.83
26	-355.0	-261.19	-115.68
27	-347.4	-306.22	-125.88
28	-306.4	-251.30	-111.91
29	-424.85	-306.91	-139.95
30	-185.5	-162.06	-80.23
31	-202.12	-168.10	-71.70
32	-333.2	-301.49	-151.99
33	-465.62	-449.98	-214.61
34	-304.61	-267.79	-122.37

Tabela 2. Energias de ligação (E_{values}) dos análogos de fármacos quando acoplados à enzima pfDHFR do tipo mutante (mutante duplo) utilizando o software de acoplamento Hex 6.1.

4.3 Tipo selvagem (1J3I)

Drug Analogue	E_{total}	E_{min}	E_{max}
7	-305.8	-241.49	-110.37
8	-278.5	-252.60	-129.73
9	-320.5	-287.03	-139.34
10	-303.9	-275.20	-149.37
11	-274.2	-246.69	-116.67
12	-267.0	-215.19	-93.67
13	-264.6	-210.29	-102.43
14	-272.2	-197.73	-99.97
15	-250.8	-194.19	-103.90
16	-237.9	-213.10	-114.46
17	-423.5	-328.01	-117.70
18	-259.57	-194.88	-96.87
19	-304.1	-237.95	-109.66
20	-293.0	-226.09	-109.82
21	-320.5	-247.21	-109.43
22	-246.0	-245.96	-123.68
23	-325.8	-245.52	-127.05
24	-271.3	-271.28	-135.87
25	-395.5	-296.86	-158.33
26	-363.89	-295.47	-126.22
27	-339.3	-286.63	-117.22
28	-311.2	-258.15	-105.83
29	-427.4	-304.68	-149.54
30	-185.0	-160.96	-79.50
31	-216.6	-158.99	-86.64
32	-341.1	-305.27	-136.36
33	-443.3	-428.91	-183.68
34	-288.7	-270.14	-121.75

Tabela 3. Energias de ligação (E_{values}) dos análogos de fármacos quando acoplados à enzima pfDHFR de tipo selvagem utilizando o software de acoplamento Hex 6.1.

Os seguintes compostos apresentaram valores de avaliação mais baixos

Mutante quádruplo (1J3K)

A. 33 (-497.4)
B. 17 (-416.6)
C. 29 (-403.1)
D. 25 (-399.3)
E. 32 (-382.1)
F. 10 (-380.4)

Duplo mutante (1J3J)

A. 33 (-465.62)
B. 29 (-424.85)
C. 17 (-387.40)
D. 25 (-358.90)
E. 26 (-355.00)
F. 10 (-351.90)

Tipo selvagem (1J3I)

A. 33 (-443.3)
B. 29 (-427.4)
C. 17 (-423.5)
D. 25 (-395.5)
E. 26 (-363.89)
F. 32 (-341.1)

4.4 Interações

1J3I-17

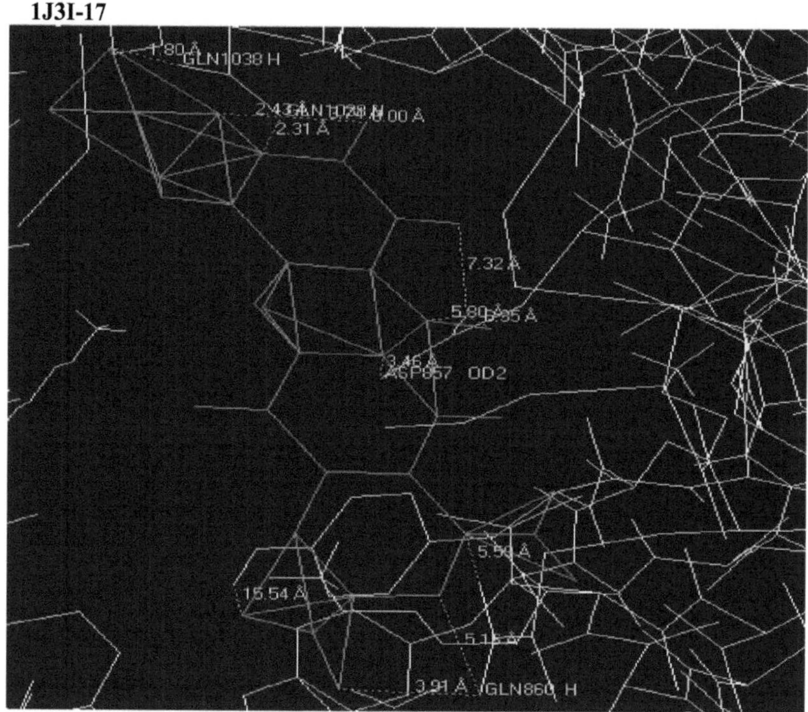

Figura 7. Interações de ligação do análogo do fármaco n.º. 17 com a enzima pfDHFR
de tipo selvagem (PDB:1j3i)

GLN 860 H	3.91 Å
GLN 1038 H	3.74 Å
ASP 857 OD2	3.46 Å
GLN 1038 H	1.80 Å
GLN 1038 H	2.31 Å
GLN 1038 H	2.43 Å

Tabela 4. Interações de ligação do análogo do fármaco n.º. 17 com a enzima pfDHFR
de tipo selvagem (PDB:1j3i) em termos de comprimento de ligação (em unidades A)

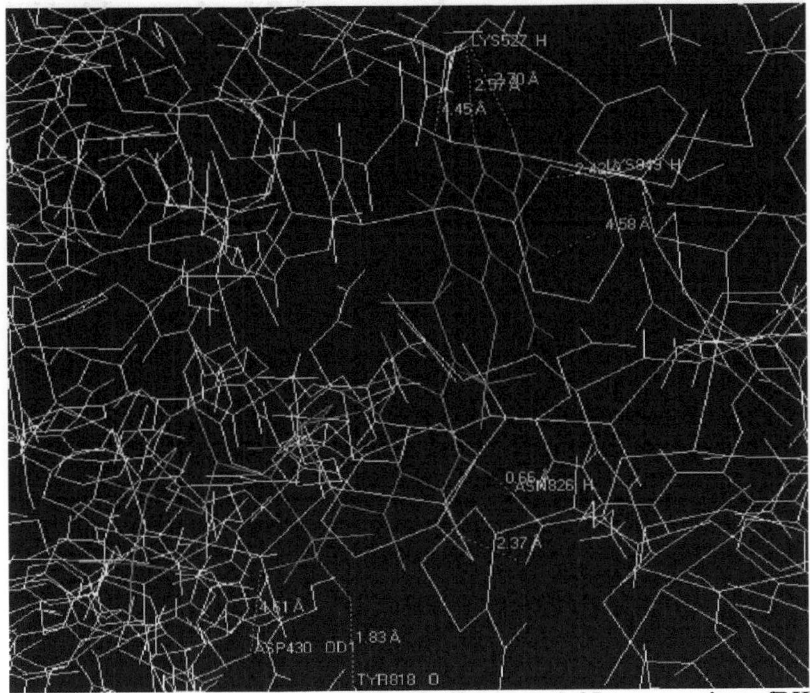

Figura 8. Interações de ligação do análogo do fármaco n.º. 25 com a enzima pfDHFR de tipo selvagem (PDB:1j3i)

ASN 826 H	0.66 Å
LYS 849 H	2.42 Å
LYS 849 H	4.58 Å
ASN 826 H	2.37 Å
LYS 527 H	2.57 Å
LYS 527 H	2.70 Å
LYS 527 H	4.45 Å
ASP 430 OD1	4.61 Å
TYR 818 O	1.83 Å

Tabela 5. Interações de ligação do análogo do fármaco n.º 25 com a enzima pfDHFR de tipo selvagem (PDB:1j3i) em termos de comprimento de ligação (em unidades A)

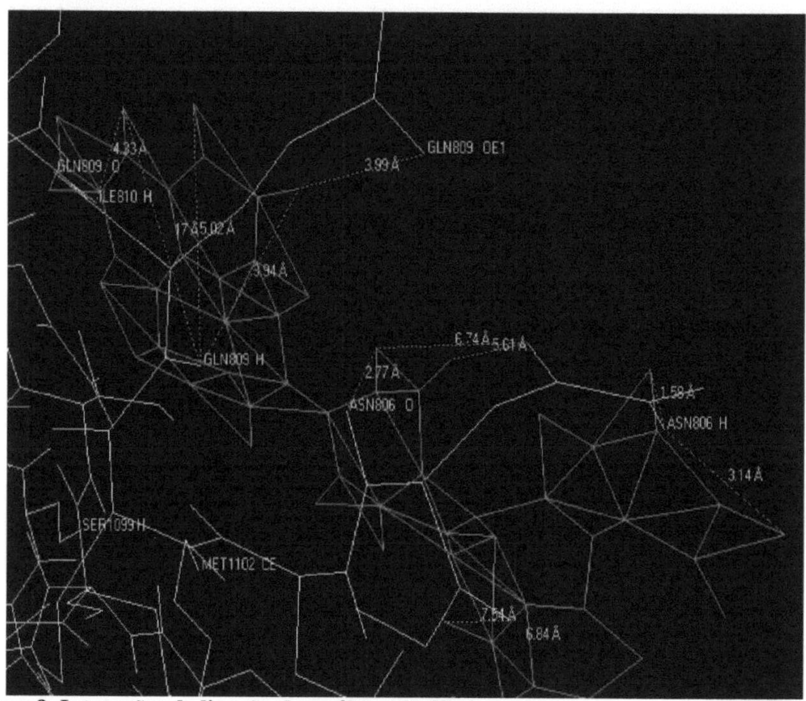

Figura 9. Interações de ligação do análogo do fármaco n.º 26 com a enzima pfDHFR de tipo selvagem (PDB:1j3i)

ASN 806 H	1.58 Å
HIS 804 H	4.79 Å
GLN 809 H	3.94 Å
ILE 810 H	4.33 Å
ASN 806 H	3.14 Å
HIS 804 NE2	4.37 Å
GLN 809 OE1	3.99 Å
ASN 806 O	2.77 Å

Tabela 6. Interações de ligação do análogo do fármaco n.º 26 com a enzima pfDHFR de tipo selvagem (PDB:1j3i) em termos de comprimento de ligação (em unidades A)

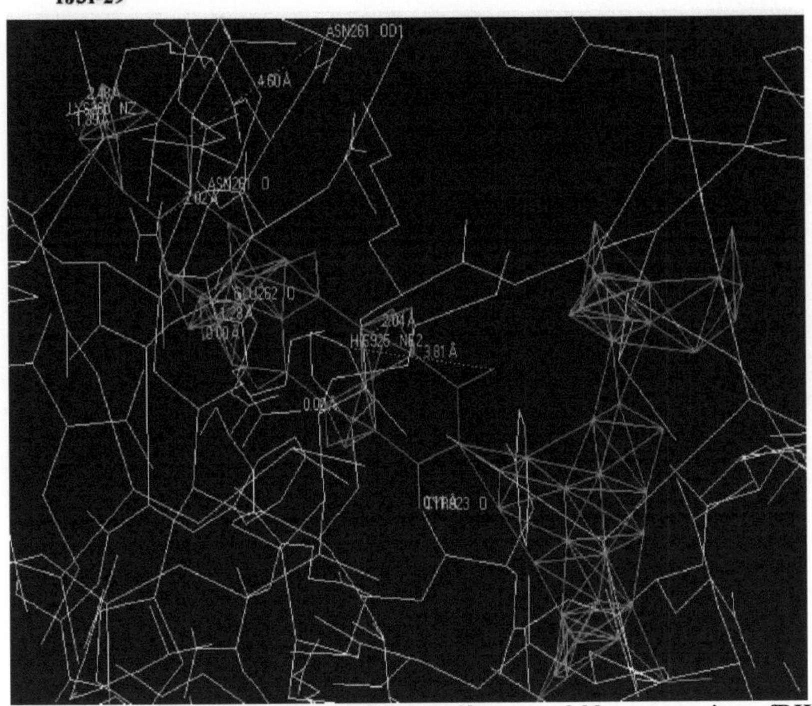

Figura 10. Interações de ligação do análogo do fármaco n.º 29 com a enzima pfDHFR de tipo selvagem (PDB:1j3i)

TYR923 O	0.11 Å
HIS925 O	5.03 Å
HIS925 NEZ	3.81 Å
HIS925 O	2.04 Å
LYS260 NZ	1.39 Å
LYS260 O	2.48 Å
ASN261 O	2.02 Å
ASN261 OD1	4.60 Å
GLU262 O	1.28 Å

Tabela 7. Interações de ligação do análogo do fármaco n.º 29 com a enzima pfDHFR de tipo selvagem (PDB:1j3i) em termos de comprimento de ligação (em unidades A)

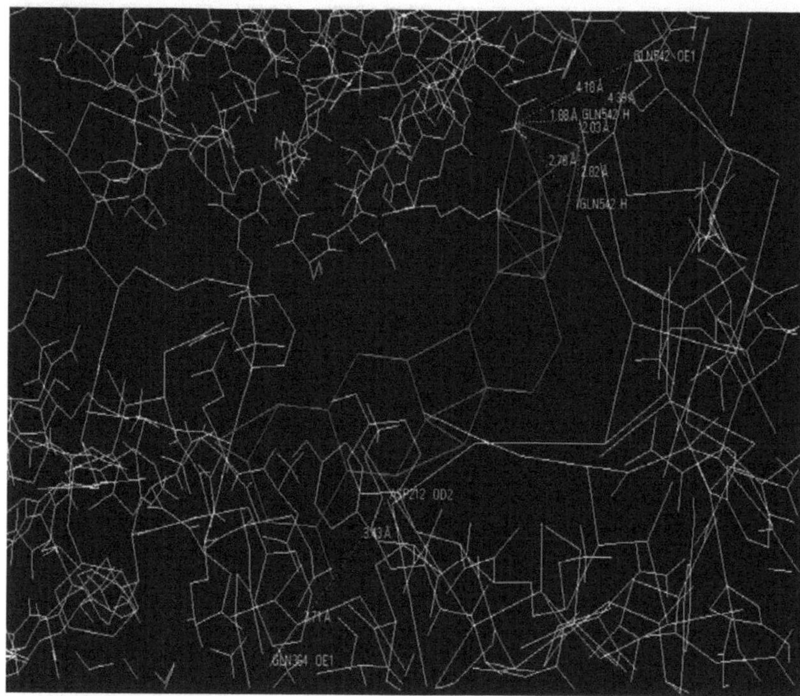

Figura 11. Interações de ligação do análogo do fármaco n.º 17 com a enzima pfDHFR do tipo mutante (mutante quadrapule) (PDB:1j3k)

GLN 542 H	1.88 Å
GLN 542 H	2.03 Å
GLN 542 H	2.78 Å
GLN 542 H	2.82 Å
ASP 212 OD2	3.43 Å
GLN 364 OE1	3.71 Å
GLN 542 OE1	4.18 Å
GLN 542 OE1	4.39 Å

Tabela 8. Interações de ligação do análogo do fármaco n.º 17 com a enzima pfDHFR do tipo mutante quadrapule (PDB:1j3k) em termos de comprimento de ligação (em unidades A)

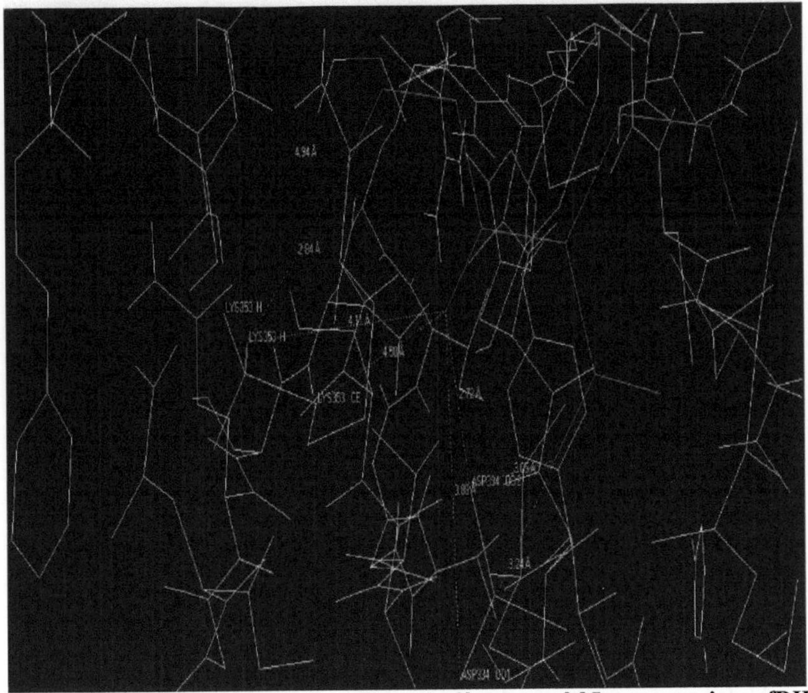

Figura 12. Interações de ligação do análogo do fármaco n.º 25 com a enzima pfDHFR do tipo mutante (mutante quadrapule) (PDB:1j3k)

LYS 353 H	2.84 Å
LYS 353 H	4.11 Å
ASP 334 H	4.94 Å
LYS 353 CE	4.50 Å
ASP 334 OD1	3.88 Å
ASP 334 OD1	3.24 Å
ASP 334 OD2	3.05 Å
ASP 334 OD2	2.72 Å

Tabela 9. Interações de ligação do análogo do fármaco n.º 25 com a enzima pfDHFR do tipo mutante quadrapule (PDB:1j3k) em termos de comprimento de ligação (em unidades A)

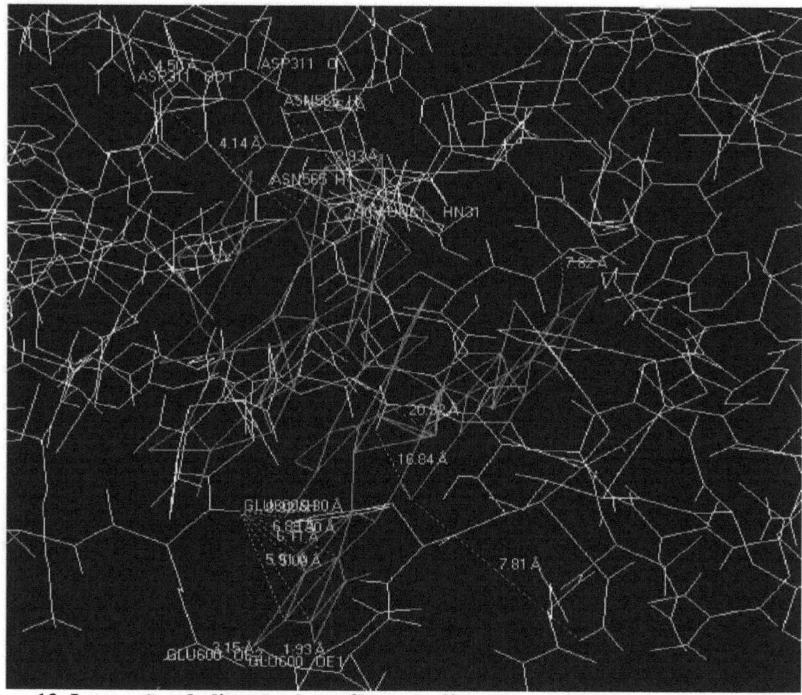

Figura 13. Interações de ligação do análogo do fármaco n.º 26 com a enzima pfDHFR
do tipo mutante (mutante quadrapule) (PDB:1j3k)

ASN 565 H	2.90 Å
GLU 600 H	5.00 Å
ASN 565 H	2.93 Å
ASP 311 O	2.64 Å
GLU 600 OE1	1.93 Å
ASP 311 OD1	4.14 Å
GLU 600 0E2	3.15 Å
ASP 311 OD2	4.50 Å

Tabela 10. Interações de ligação do análogo do fármaco n.º 26 com a enzima pfDHFR
do tipo mutante quadrapule (PDB:1j3k) em termos de comprimento de ligação (em
unidades A)

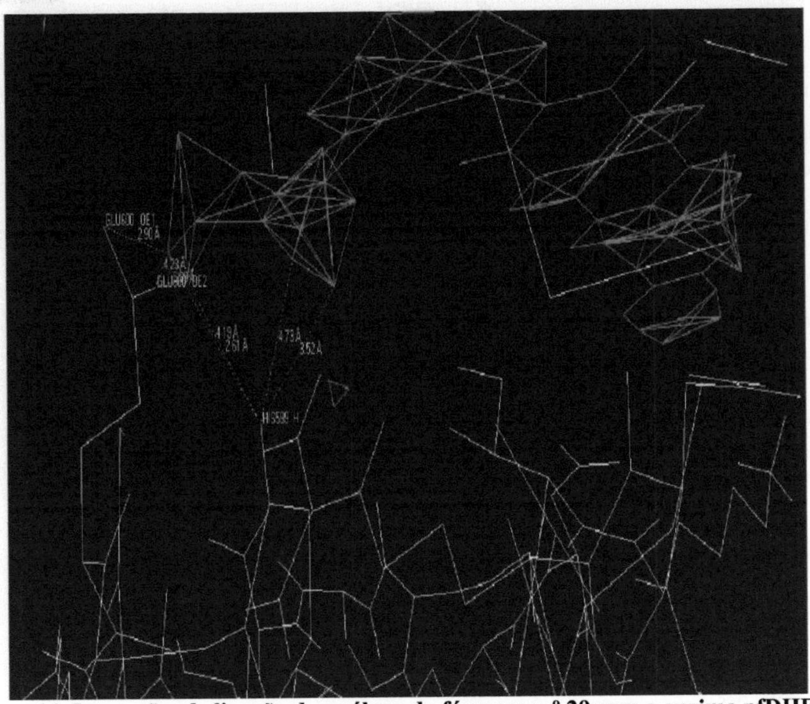

Figura 14. Interações de ligação do análogo do fármaco n.º 29 com a enzima pfDHFR do tipo mutante (mutante quadrapule) (PDB:1j3k)

ASN 34 H	2.47 Å
GLU 600H	4.76 Å
HIS 599 H	2.61 Å
ASN 565 OD1	4.24 Å
ILE 314 CG2	3.46 Å
ILE 314 CG2	1.24 Å
ASN 565 O	4.58 Å
ASN565 CA	2.78 Å

Tabela 11. Interações de ligação do análogo do fármaco n.º 29 com a enzima pfDHFR do tipo mutante quadrapule (PDB:1j3k) em termos de comprimento de ligação (em unidades A)

5. Resultados e discussão

Com base nas energias de ligação (E_{va} iues), foram selecionados para análise os ligandos (fármacos) que apresentavam os valores mais baixos. Estes compostos e as suas avaliações quando acoplados ao tipo selvagem e ao mutante (mutante duplo, mutante quádruplo) são os seguintes

1. Todos estes ligandos apresentaram um aumento dos valores de avaliação quando acoplados aos tipos mutantes do que quando acoplados à enzima pfDHFR de tipo selvagem.

2. As suas interações com a enzima (interações de ligação) foram também visualizadas utilizando o SPDBV.

3. Nesta análise, verificou-se que estes ligandos formavam ligações de hidrogénio com os resíduos de aminoácidos da enzima. Apenas as ligações com menos de 5 A foram selecionadas.

4. Observou-se que os ligandos formaram ligações com resíduos diferentes dos observados no tipo selvagem (menos de 5 A).

5. Este facto pode dever-se à alteração da conformação da estrutura causada pelas mutações.

E_{values}	29	17	25	26
Wild type	-427.4	-423.5	-395.5	-363.89
Double mutant	-424.85	-387.5	-358.9	-355.0
Quadruple mutant	-403.1	-416.6	-399.3	-332.2

Tabela 12. Energias de ligação (E_{values}) dos análogos de fármacos selecionados quando acoplados aos tipos selvagem e mutante de enzimas pfDHFR utilizando o software de acoplamento Hex 6.1

Conclusão

Assim, com base no aumento da E_{value} nos tipos mutantes e na diminuição da interação de ligação dos fármacos antimaláricos com a enzima mutante (proteína), que se deveu à alteração da conformação da estrutura da proteína mutante. Podemos concluir que a resistência aos medicamentos antimaláricos se deveu a mutações no gene pfdhfr, que é responsável pela produção das enzimas pfdhfr mutantes que são resistentes aos medicamentos.

Referências

1. Murray C. 2000. Global malaria mortality between 1980 and 2010: Uma análise sistemática, *Lancet;* 379:**413-431**.

2. Baird J.K. 2000. Effectiveness of antimalarial drugs, *New Engl J. Med.*; 1:**1-7**.

3. Winstaly P., Ward S., Snow R., Breckenridge A. 1999. Therapy of falciparum malaria in SubSaharan Africa: from molecule to policy, *Clin Microbial.;* 1:**3-14**.

4. Gidley R.G. 2002. Medical need, scientific opportunity and the drive to antimalarial drugs, *Nature;* 415:**686-93**.

5. Tuteja R. 2007. Malaria - an overview, *FEBS J.;* 274:**4670-9**.

6. Bloland P.B. 2001. Drug Resistance in Malaria, *OMS;* 1:**2-7**.

7. White N.J. 2004. Resistência aos medicamentos antimaláricos, *J. ClinInfec;* 113:**1084-92**.

8. Gregson A., Plowe C.V. 2005. Mecanismo de resistência dos parasitas da malária aos antifolatos, *Pharmacology Rev;* 57:**117-45**.

9. Sharma Y.D. 2005. Alteração genética em marcadores de resistência a medicamentos de P. falciparum. *Ind J. Med Res.;* 121:**13**.

10. Ollario P. 2005. A resistência aos medicamentos prejudica a nossa capacidade de fazer recuar a malária, *Clin Infect Dis.*; 41:**224-57**.

11. Witkowski B., Berryc A. 2005. Compostos: métodos e aplicações. *Atualização do DrugResistist;* 23:**1-12**.

12. Sanchez C.P., Stein W.D., Lanzer M. 2006. O PfCRT é um canal ou um transportador? Dois modelos concorrentes que explicam a resistência à cloroquina em P. falciparum, *J Chem Discov;* 13:**23**.

13. Mehlotra R.K., Mattera G., Bockarie M.J., Maguire J.D., Baird J.K., SharY.D. 2007. Padrões discordantes de variação genética em dois loci de resistência aos resultados da cloroquina em populações mundiais da parasitemia da malária, 274:**4670-9**.

14. Kompis I.M., Islam K., Then R.L. 2005. Síntese de DNA e RNA: Antifolatos, *Chem Rev;* 105:**593-620**.

15. Da Cuhan E.F., Ramlho T.C., Maia E.R., de Alenncastro R.B. 2005. The search 2001-February for new DHFR inhibitors: a review of patents, *Expert OpinTher Patents;* 15:**1-20**.

16. Nzila A. 2006. Inibidores de enzimas de folato de novo em P. falciparum, *DrugDiscov Today*; 11:**939-44**.

17. Anderson A.C., Wright D.L. 2005. Targeting DHFR in parasitic protozoa Drug DHFR inhibitors, *J MedChem Discov Today;* 10:**121-8.**

18. Schenell J.R., Dyson H.J., Wright P.E. 2004. Structure, dynamics, and catalytic function of DHFR, *Ann Rev BiophysBiomol Struct.*; 33:**119-40.**

19. Lemcke T., Christensen I.T., Jorgensen F.S. 1999. Para a compreensão da resistência aos medicamentos na malária: estrutura tridimensional de P. falciparum DHFR por modelação de homologia, *BioorgMed Chem.,* 7:**1003-11.**

20. Rastelli G., Sirawaraporn W., Sompornpisut P., Vilaivan T., Kamchonwongpaisan S., Quarrell R. 2000. Interação de pirimetaminecicloguanil, WR99210 e seus análogos com P. falciparum DHFR: Base estrutural da resistência aos antifolatos, *BioorgMedChem;* 8:**1117-28.**

21. Delfi R.T., Santos-Filho O.A., Figueroa-Villar J.D. 2002. Modelação molecular do tipo selvagem e do mutante resistente a antifolatos P.falciparum DHFR, *BiophysChem .;* 98:**287-300.**

22. Santos-Filho O.A., de Alencastrob R.D., Figueroa-Villar J.D. 2001. Homology modeling of wild type and pyrimethamine/cycloguanil-cross-resistant mutant type P. Falciparum DHFR: A model for antimalarial chemotherapy resistance, *BiophyChem.;* 91:**305-17.**

23. Sirawaraporn W., Sathitkul T., Sirawaraporn R., Yuthavong Y., Santi D.V. 1997. Mutantes resistentes a antifolatos da DHFR de P. falciparum, *ProcNatlAcadSci USA;* 94:**1124-9.**

24. Yuvaniyama J., Chitnumsub P., Kamchonwongpaisan S., Vanichatanankul J., Sirawaraporn W., Taylor P. 2003. Insights sobre a resistência aos antifolatos a partir das estruturas DHFR-TS da malária, *Nat StructBiol;* 10:**357-65.**

25. Warhurst D.V. 1998. Antimalarial drug discovery: development of inhibitors of DHFR active in drug resistance, *DrugDiscov Today,* 3:**538-46.**

26. Warhurst D.V. 2002. Resistência ao antifolato em P. falciparum DHFR, o agente causador da malária tropical, *SciProg.;* 85:**89-111.**

27. Santos-Filho O.A., Hopfinger A.J. 2001. Pesquisa de fontes de resistência a medicamentos através da análise 4D-QSAR de um conjunto de inibidores de DHFR anti-malária, *J Comput Aided Mol Des;* 15:**112.**

28. Santos-Fihlo O.A., Mishra R.K., Hopfinger A.J. 2001. Campo de força de energia livre (FEFF) 3D - Análise QSAR de um conjunto de inibidores de DHFR de P. falciparum, *J Comput Aided Mol Des.;* 15:**787810.**

29. Adane L., Bharatam P. 2009. Análise 3D-QSAR de derivados de cicloguanil como inibidores da enzima DHFR da estirpe resistente ao cicloguanil (T9/94) de P. falciparum: estudos CoMFA e CoMSIA, *J MolGraphModel;* 28:**357-67.**

30. Hecht D., Cheung M., Fogel G.B. 2008. QSAR usando redes neurais evoluídas para a

inibição de PfDHFR mutante por derivados de pirimetamina, *BioSystems;* 92:**10-5**.

31. Maitarad P., Kamchonwongpaisan S., Vanichtanankul J., Vilaivan T., Yuthavong Y., Hannongbua S. 2009. Interações entre o cicloguanil e o tipo selvagem e o mutante P. falciparum DHFR associado à resistência, *J Comput Aided Mol Des.;* 23:**241-52**.

32. Delfi R.T., Santos-Filho O.A., Figuar-Villar J.D. 2002. Antifolatos tipo 2 na quimioterapia da malária falciparum, *J BrazChemSoc.,* 13:**727-41**.

33. Adane L., Bharatam P.V. 2008. Modelação e informática na análise de inibidores da enzima DHFR de P.falciparum, *Curr Med Chem.;* 15:**1552-9**.

34. Krovat E.M., Steindl T., Langer T. 2005. Recent advances in docking and scoring, *Curr Comput Aided Drug Des.;* 1:**93-102**.

35. Toyoda T., Brobey R.K., Sano G., Horii T., Tomioka N., Itai A. 1997. Descoberta de inibidores do domínio DHFR da DHFR-timidilato sintase de P.falciparum, *BiochemBiophys Res Commun;* 235:**515-9**.

36. Rastelli G., Pacchioni S., Sirawaraporn W., Sirawaraporn R., Parenti M.D., Ferrari A.M. 2003. O rastreio de docking e de bases de dados revela novas classes de inibidores da DHFR de P. falciparum, *J Med Chem;* 46:**2834-45**.

37. Dasgupta T., Chitnumsub P., Kamchonwongpaisan S., Maneeruttanarungroj C., Nichols S.E., Lyons T.M. 2009. Explorar a análise estrutural, o rastreio in silico e a serendipidade para identificar novos inibidores da malária falciparum resistente a medicamentos, *ACS Chem Bio;* 4:**29-40**.

38. Fogel G.B., Cheung M., Pittman E., Hecht D. 2008. Rastreio in silico contra DHFR de P. falciparum de tipo selvagem e mutante, *J MolGraphModel;* 26:**1145-52**.

39. Sichaiwat C., Intaraudom C., Kamchonwongpaisan S., Yuthavong Y. 2004. Síntese orientada para o alvo de 5-benzil-2,4-diaminopirimidinas: as suas actividades antimaláricas e afinidades de ligação ao tipo selvagem e DHFRs mutantes de P. falciparum, *J Med Chem;* 47:**345-54**.

40. Ommeh S., Nduati E., Mberu E., Kokwaro G., Marsh K., Rosowsky A. 2004. Actividades in vitro de derivados de 2,4-diaminoquinazolina e 2,4-diaminopteridina contra P. falciparum, *AntimicrobAgent Chemother;* 48:**3711-14**.

41. Rarey M., Kramer B., Lengauer T., Klebe G. 1996. Um método de acoplamento rápido e flexível utilizando um algoritmo de construção incremental, *J Mol Biol.;* 261:**470-89**.

42. Rarey M.M., Kramer B., Lengauer T. 1997. Seleção automática de bases múltiplas para acoplamento proteína-ligante com base na construção incremental sem intervenção manual, *J Comput Aided Mol Des.;* 11:**369-84**.

43. Jones G., Willett P., Glen R.C., Leach A.R., Taylor R. 1997. Desenvolvimento e

validação de um algoritmo genético para acoplamento flexível, *J Mol Biol.;* 267:**727-48**.

44. Friesner R.A., Banks J.L., Murphy R.B., Halgren T.A., Klicic J.J., Mainz D.T. 2004. Glide: uma nova abordagem para uma acoplagem e pontuação rápidas e exactas. Método e avaliação da exatidão do acoplamento, *J Med Chem;* 47:**1739-49.**

45. Halgren T.A., Murphy R.B., Friesner R.A., Beard H.S., Frye L.L., Pollard W.T. 2004. Glide: uma nova abordagem para uma acoplagem e pontuação rápidas e exactas. Factores de enriquecimento no rastreio de bases de dados, *J Med Chem;* 47:**1750-9.**

46. Tripose Inc. 2005. S. Hanley Rd., St. Louis, MO SYBYL7. EUA; 16:**31-44**.

47. Schrodinger Suite 2007; Schrodinger, LLC; Nova Iorque, NY, EUA; 1:**1-112**.

48. GOLD Suite 2000. Versão 3.1.1. The Cambridge Crystallographic Data Centre, 12 Union road, cambridge, CB2, IEZ, UK; 3:**1-9**.

49. Balney J.M., Hansch C., Silipo C., Vittoria A. 1984. Relações estrutura-atividade dos inibidores da DHFR, *Chem Rev.;* 84:**333-407.**

50. Sutherland J.J., Weaver D.F. 2004. Estrutura tridimensional quantitativa, atividade e relações estrutura-seletividade dos inibidores da DHFR, *J Comput Aided Mol/)*ev!8:**309-31.**

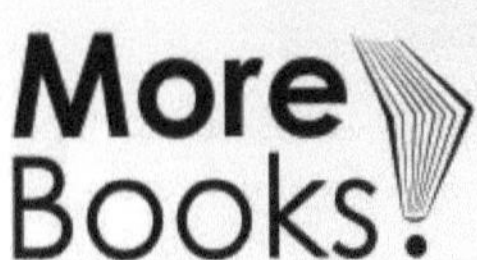

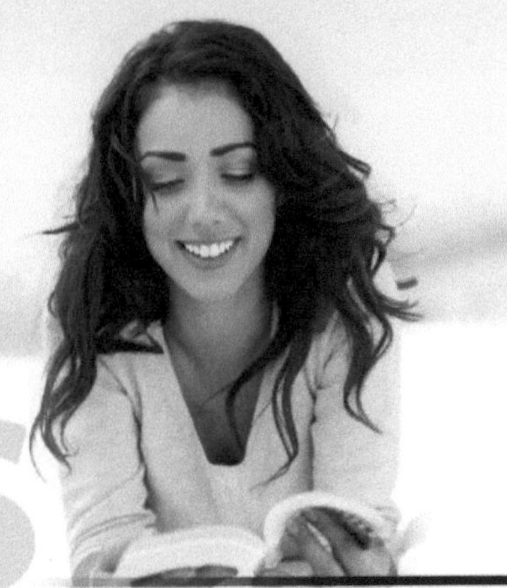

yes
I want morebooks!

Buy your books fast and straightforward online - at one of world's fastest growing online book stores! Environmentally sound due to Print-on-Demand technologies.

Buy your books online at
www.morebooks.shop

Compre os seus livros mais rápido e diretamente na internet, em uma das livrarias on-line com o maior crescimento no mundo! Produção que protege o meio ambiente através das tecnologias de impressão sob demanda.

Compre os seus livros on-line em
www.morebooks.shop

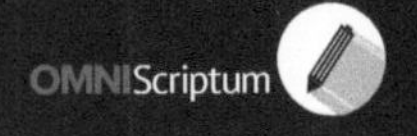

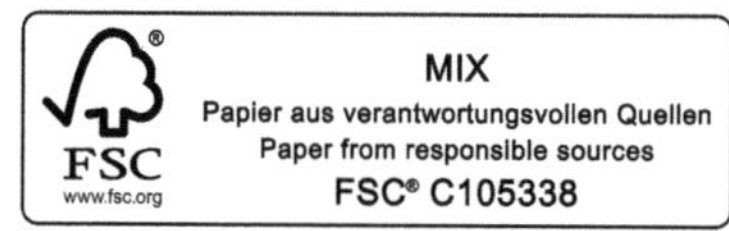

Printed by Books on Demand GmbH, Norderstedt / Germany